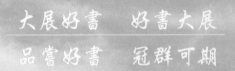

大展好書　好書大展
品嘗好書　冠群可期

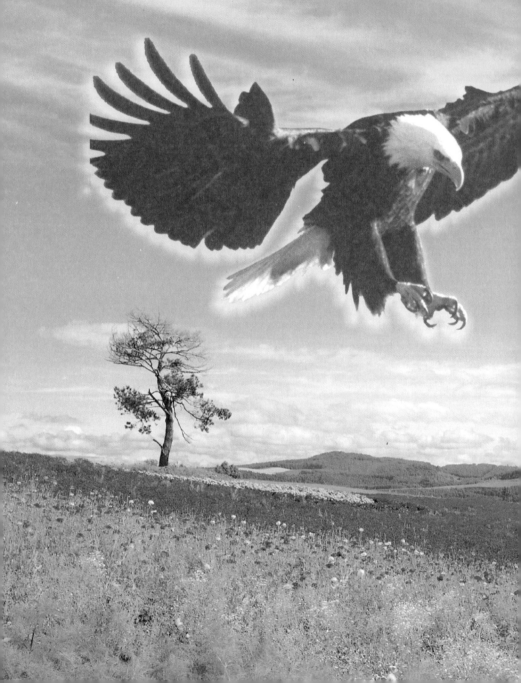

大展好書　好書大展
品嘗好書　冠群可期

導引養生功 6

益氣養肺功

附教學光碟

張廣德◎著

大展出版社有限公司

國家圖書館出版品預行編目資料

益氣養肺功／張廣德　著
－初版－台北市：大展，2005【民94】
　　面；21公分－（導引養生功；6）
　　ISBN 957-468-411-3　（平裝：附影音光碟）
　　1.氣功
411.12　　　　　　　　　　　　　　　　94015326

北京體育大學出版社·北京體育大學音像出版社
授權中文繁體字版

益氣養肺功

ISBN 957-468-411-3

著　　者／張廣德
發 行 人／蔡森明
出 版 者／大展出版社有限公司
社　　址／台北市北投區（石牌）致遠一路 2 段 12 巷 1 號
電　　話／(02)28236031·28236033·28233123
傳　　真／(02)28272069
郵政劃撥／01669551
網　　址／www.dah-jaan.com.tw
E-MAIL／service@dah-jaan.com.tw
登 記 證／局版台業字第 2171 號
承 印 者／弼聖彩色印刷有限公司
裝　　訂／建鑫印刷裝訂有限公司
排 版 者／ERIC視覺藝術
初版 1 刷／2005 年（民 94 年）10 月　　　　定價 350 元

出版說明

　　導引養生功是透過意識的運用、呼吸的控制和形體的調整，使身心健康優化的自我經絡鍛鍊方法。它是以人體各系統發病的病因、病理為依據，以中國醫學的整體觀念、陰陽五行、臟腑經絡、氣血理論和現代醫學有關理論為指導，把導引和養生、肢體鍛鍊和精神修養融為一體的經絡導引術，是人們通往身心健康、延年益壽的一門綜合性新學科。

　　導引養生功的關鍵技術是辯證施治，其創新點是對症練功，概括起來，具有五個大特點，即「五性」和「五結合」：① 功醫結合，對症施功，功到病除，具有針對性；② 中西的結合，醫理科學，辯證論治，具有哲理性；③ 練養結合，尤重養生，修身養性，具有全面性；④ 動靜結合，三調一體，形神共養，具有整體性；⑤ 神藝結合，動作優美，語言形象，音樂高雅，具有藝術性。被譽為武術運動的一個新發展，武術的金項鏈。

　　30 年來的推廣實踐和臨床應用均證明，人們無病時可用於預防，有病時可用於治療，病後又可用於康復。其術之簡易，其用之宏大，得到專家、學者的充分肯定和中國政府的正式承認，於 1992 年榮獲國家體育科學技術進步獎。

　　目前，《導引養生功》已經被翻譯為英、日、韓、意、德、法等六國文字出版，受到了國內外廣大朋友們的熱烈歡迎。

　　由於購買者頗多，為了滿足廣大導引養生功愛好者的需求，我社決定對張廣德先生所創《導引養生功》功法分卷修訂，與完整的教學光碟配套，重新出版。該書圖文並茂，彩色製版，圖像清晰，易學易練，很便於大家學習。

益氣養肺功

作者簡介

張廣德，男，字飛宇，號鶴齡燕人，1932 年 3 月生，河北省唐山人，教授，中華武林百傑，中國武術八段。

第一代武術研究生，曾任北京體育大學導引養生學研究室主任，中國高等教育學會導引養生學專業委員會會長，現任北京體育大學導引養生中心名譽主任。

1959 ～1963 年，先後畢業於北京體育學院（現北京體育大學）本科和研究生部。畢業後留校任教及從事科研工作。

40 多年來，在武術教學中，張教授以「摸規律、抓特點」為治學之本，培養了一批著名的武術人才；在研創養生太極體系中，以易學的哲理及中國醫學中的經絡學說、陰陽五行學說和氣血理論為指導，取得強身健體、防治一些慢性疾病的顯著效果；在創編導引養生功體系中，以系統性、科學性、實效性、藝術性和廣泛適用性等「五性」為宗旨，以易、醫、功、藝、美、樂「六位一體」為核心，筆觸嚴謹，銳意創新，得到了專家承認。在傳授養生太極和導引養生功時，以真心、熱心、耐心「三心」為原則，受到了群眾的熱烈歡迎。目前，該功已推廣到五大洲，據不完全統計，以導引養生功為媒介，有 60 多個國家和地區與我校有著密切交往。

張教授所創編的導引養生功，1992 年榮獲國家體育科學技術進步獎；1993 年張教授榮獲國務院頒發的「為高等教育事業做出突出貢獻」榮譽證書，並享有專家特殊津貼待遇；1996 年導引養生功首批被列為國家全民健身計劃推廣項目；1999 年國家體育總局又授予他體育科技榮譽獎；2002 年史康成校長代表北京體育大學再次授予他「在導引養生功的創編和推廣工作中作出了重要貢獻」的獎牌和證書等。

益氣養肺功

　　張教授在教研之餘有著書共 19 卷：《自律調節養生術》、《導引養生功‧功法卷（上）》、《導引養生功‧功法卷（下）》、《導引養生功‧功理卷》、《導引養生功‧養生卷》、《導引養生功‧答疑卷》、《養生太極掌（1）》、《養生太極掌（2）》、《養生太極掌（3）》、《養生太極劍（短袍）》、《導引養生‧形體詩韻》、《十四經脈圖解》、《導引養生功圖解》、《兒童意念健身功》、《擒拿百則》、《武術入門》、《導引養生功標準教程‧基礎篇》、《導引養生功標準教程‧強心篇》、《導引養生功—學校教材》等約 400 多萬字，發表導引養生功和武術、太極拳論文 20 餘篇。其中，多篇論著分別榮獲北京體育大學學術研討會、全國武術學會論文報告會、中國體育科學大會及亞洲體育科學討論會一等獎、二等獎和優秀獎。

　　張教授曾多次遠赴日本、法國、德國、澳大利亞、新加坡、荷蘭、比利時、奧地利、英國、葡萄牙、西班牙、義大利、美國等 10 多個國家講學，為弘揚中國養生文化，促進國際間友好往來和中西方文化交流做出了很大的貢獻。

　　張教授現在雖已退休，但他退而未休，除了繼續在國內外普及、傳播中國養生文化外，還精心撰寫著「養生太極體系」中的《養生太極劍（長袍）》、《養生太極操》、《養生太極扇》、《養生太極刀》和導引養生功標準教程「益肺篇」、「補脾篇」、「固腎篇」等養生專著。

　　「欲明人者先自明」，是張教授教書生涯中崇尚的名言；「不爭春榮，笑迎秋霜」是他的人生追求。

益氣養肺功

編者寄語

健康長壽是每個人的美好願望。千百年來，不少醫家、養生學家都在尋求延年益壽的方法，積累了豐富的經驗和理念，為中華民族的繁衍和發展壯大作出了重大貢獻。

隨著社會的進步，經濟、文化的發展，人們的生存條件日益改善，物質文明和生活水準有了顯著提升，使人類的壽命明顯延長，全世界（包括我國在內）面臨著人口老齡化的挑戰。目前，健康已成為現代人的第一需要。

什麼是健康呢？在過去很長的時間裏，人們一直認為「不生病就是健康」。然而，錯了！實際上健康並非無病，無病也不等於健康。世界衛生組織（ＷＨＯ）給健康下了這樣的定義：「健康不僅是不生病，而且是身體上、生理上和社會適應上的完好狀態。」這就告訴我們，健康不單純是指生理健康，還包括心理健康和對複雜社會的良好適應能力。

還有一組數據值得注意，經專家研究、統計發現，目前健康人群只佔 15%，疾病人群佔 15%，有 70% 左右人群屬於第三狀態，即亞健康狀態（包括所有人群）。由於中老年人隨著年齡的增長，身體中的各種「零件」已逐漸老化了，抵抗力降低了，在 70% 的亞健康人群中，其比例佔了多數。這就給我們每個人、特別是中老年人，提出了新課題，即是在新的環境下如何保持健康、獲得長壽？

我們知道，所謂的亞健康狀態是健康與疾病兩者之間的過渡狀態，也可稱為「轉機期」。這個「轉機期」具有雙重性，一種是向穩定、積極、良好的方向轉化，稱為「生機」，使身體由弱變強、使病患者得以康復。一種是向異常、消極、不好的方面發展，稱為「殺機」，變身體機能越來越弱、疾病日趨嚴重，甚至危及生命。

導引養生功體系的編創，考慮了「第三狀態」對人體健康發展、轉歸的雙重性，體現世界衛生組織關於健康新概念的精神；系統地貫徹了身心共同健康的原則，響應和遵循著 2000 年 8 月中共中央、國務院作出的《關於加強老齡工作的決定》精神，試圖為廣大群眾提供一個身心共同健康的「舞臺」，為辛勤工作了大半輩的老年朋友奉獻一份愛心，同時，也使得筆者有機會和大家一起美化「夕陽」，共享晚年之樂，這是我多年來的心願。

　　期望導引養生功的愛好者、參與者們，身體力行，建立科學的生活方式，養成良好衛生習慣，努力培養「自我保健」意識，健康長壽，活過百歲，盡享天年，指日可待。正如南北朝時陶弘景所說：「我命在我不在天」（《養性延命錄》）。也正如三國時期曹操所言「盈縮之期，不但在天，養怡之福，可得永年」。

　　最後，衷心地祝願大家身心健康，學習成功！

　　　　　　　　　　　　　　　　　張廣德

益氣養肺功

目　錄

一、益氣養肺功簡介 ／ 9

二、益氣養肺功的特點 ／ 11

三、益氣養肺功功法 ／ 15

功前準備／ 16

第一式　乾浴迎香／ 18

第二式　單臂擎天／ 23

第三式　回頭望月／ 27

第四式　輕舟平渡／ 31

第五式　拙童洗衣／ 35

第六式　旋轉天柱／ 41

第七式　手揮琵琶／ 45

第八式　鴻雁飛空／ 49

收勢／ 53

四、連續套路示範 ／ 55

五、經絡圖 ／ 67

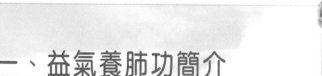

一、益氣養肺功簡介

　　「益氣養肺功」是提高呼吸系統機能和防治傷風感冒、急慢性氣管炎、肺氣腫等呼吸系統疾病的經絡導引動功。根據對 50～65 歲的中老年人（男 39 人、女15人）練功前後的測試觀察，效果較好，現將「益氣養肺功」測試結果介紹如下：

　　1. 練功 3 個月後，肺紋理粗亂和光度模糊者變為正常，部分人的膈肌動度有了改善。

　　2. 練功 3 個月後，安靜時的前臂血流顯著加快。

　　3. 一次練功後商陽穴皮膚溫度變化比練功前顯著升高。

　　4. 練功 3 個月後，安靜時甲皺微循環的管祥清晰度、血流速度及血色均比 3 個月前有顯著提高。

　　5. 練功 3 個月後紅血球壓積、血漿黏度、纖維蛋白元含量均比 3 個月前顯著下降，表明練功促進了機體內環境的相對穩定，起到了活血化淤的醫療作用。

　　6. 練功 3 個月後氧分壓、含氧量均比 3 個月前顯著提高，表明練功後呼吸和循環系統機能顯著改善；pH值、鹼儲備、剩餘鹼在正常範圍內顯著上升，表示透過練功人體中和酸的能力有了增強，工作耐受力提高。

　　7. 練功 3 個月後，連續 3 次肺活量的每一次均比 3 個月前有顯著提高，表示肺功能顯著改善。對傷風感

益氣養肺功

冒、慢性氣管炎的防治效果顯著。

8．練功 3 個月後男、女 IgA、IgM、IgE 上升的差均值都比 3 個月前有顯著性意義。

9．與北京地區人體四類免疫球蛋白正常值相比較，無論是練功前還是練功 3 個月後，無論是男性還是女性，IgG 等四類免疫球蛋白的上升值，均屬於正常值內的上升。表明受試者對外來細菌、病毒等有害物質的侵襲具有較強的抵抗力。

小知識　子曰：「中庸之為德也，其至矣乎！民鮮久矣。」孔子說：「中庸作為一種道德，可算是頂高的啊！但人們缺少此德已經很久了。」　　　　《論語·中庸》

益氣養肺功

二、益氣養肺功的特點

1．意守商陽　綿綿若存

練習「益氣養肺功」主要要求意守商陽。商陽穴屬於手陽明大腸經脈穴位，所出為井，位於食指橈側距指甲角約 0.1 寸處。意守時要求注意火候適度，意守強度過小，雜念往往會隨時滋生，不便於全神練功，療效也會受到影響；意守強度偏大，雖然雜念可以減少，但有可能產生緊張不適之感或者出現偏差，所以習練者的意守一定要「綿綿若存，似守非守」。

隨著功夫的提高，大腦排除雜念的能力增強，即使置身於繁華盛市，車馬喧鬧的環境之中練功，也會視而不見，聽而不聞。但這種功夫是自然形成的，不是一味追求而來的。

2．腹式長息　輕吸重呼

一吸一呼為息。練習「益氣養肺功」時，要求腹式長息。因為這種呼吸導引方式可使膈肌的收縮和舒張的範圍增大，促進消化液的分泌，提高消化系統之功能；可以使橫膈肌得到鍛鍊，從而使其力量增強，同時，腹式呼吸是用力最省、功效最高的呼吸方式，呼吸系統疾病患者練習時應隨時注意，養成習慣。

小知識	大寒、大熱、大燥、大濕、大風、大霖、大霧，氣者動精，則生害矣。 ——《呂氏春秋》

益氣養肺功

練習「益氣養肺功」，還要求輕吸重呼。所謂「輕吸」，就是在可能的情況下，吸氣要做到細勻深長，不能過猛、過快，否則會給肺臟增加負擔。

所謂「重呼」，就是在可能的情況下，呼氣要做到寬、迅、多、深，不能過緩、過細，這樣有助於肺泡內的濁氣排出。

3．循經作勢　旋臂轉頸

功法中的姿勢，千變萬化，多種多樣。為了暢通手太陰肺經脈和手陽明大腸經脈，故在「益氣養肺功」中特別強調兩臂旋轉纏繞，即所謂「動從旋中始，作自繞中停」，而且在放鬆和可能的情況下旋轉幅度越大越好。

根據經絡的陰陽關係，手太陰肺經脈與手陽明大腸經脈相表裏，而手陽明大腸經脈與諸陽經脈相會於第七頸椎棘突下的大椎穴，刺激大椎穴有助於退熱止瘧，防治感冒、發熱、瘧疾；可以宣肺平喘，防治咳嗽、哮喘、氣管炎；有助於益氣通陽，預防感冒、一般虛弱、白血球減少，腦發育不全；尚可以寧神豁痰，防治癲癇病、精神病等。

故「益氣養肺功」除了強調兩臂大幅度的旋轉纏繞外，還強調頭頸的左旋右轉。

小知識

何謂原氣？
原氣發源於腎（包括命門），藏於丹田（下氣海）包括元陰和元陽，稟受於先天（賴後天榮養而不斷滋生）是先天之精所化。故名原氣。它借三焦之道通達周身，推動五臟六腑等一切器官組織的活動，為人身生化動力的源泉。

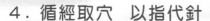

4．循經取穴　以指代針

　　益氣養肺功，主要循手太陰肺經脈和手陽明大腸經脈選取穴位，以指代針，自我按摩。如：「乾浴迎香」、「輕舟平渡」、「拙童洗衣」等就是典型動作。

　　「循經取穴，以指代針」的關鍵是找準穴位，按摩之強度因人而異，一般來說，瘦人宜輕，胖人宜重，病輕者宜輕，病重者宜重。

5．指趾並重　腰背兼修

　　練習「益氣養肺功」時，肘、腕、指、膝、踝、趾等小肌肉群和小關節的活動較多，如：伸肘、屈肘、繞肘、切腕、抖腕、坐腕、提腕、舒指、捲指、捏指以及膝、踝關節的屈與伸、腳趾的蹺與繃、腳跟的提起與五趾抓地等，統稱為「指趾並重」，它有助於暢通手三陰、手三陽與足三陰、足三陽等經脈。尤其對手太陰肺經和足少陰腎經脈作用較大。

　　「益氣養肺功」，還強調腰背的旋轉和屈伸，如：「拙童洗衣」、「乾浴迎香」、「旋轉天柱」等。這些動作有助於暢通督脈，而督脈貫脊屬腎，中醫認為，「肺主氣，腎為氣之根」，故腰背兼修的特點既可以滋腎、固腎，又可以益肺補氣。

　　總之，「益氣養肺功」的動作特點（不包括意念和

小知識	「習惡不移為下愚，移於惡即非下愚。」　　意思是：如果惡習不改，就是最愚蠢的人；能改，就不是了。

　　　　　　　　　　　　　　　　　　——《陳确集·別集·瞽言》

益氣養肺功

呼吸特點），可用下面四句詩概括：

　　手眼身步萬勿分，拔頂垂肩方顯神，

　　強調轉頭並轉體，節奏徐緩似行雲。

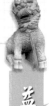

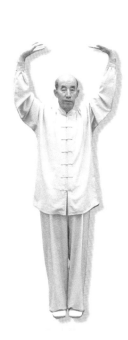

益氣養肺功

三　益氣養肺功功法

功前準備：

併步站立，周身放鬆，氣定神斂，思想集中，怡然自得，準備練功。

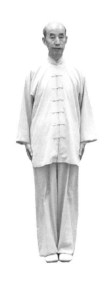

默念練功口訣：

夜闌人靜萬慮拋，意守丹田封七竅。

呼吸徐緩搭鵲橋，身輕如燕飄雲霄。

小知識	何謂營氣？ 《靈樞・營氣篇》云：「營氣之道，內穀為寶，穀入於胃，乃傳之肺，流溢於中（是指營養五臟六腑），布散於外（是指潤澤筋骨皮毛），精專者行於經隧，常營無已，終而復始。」意思是說，營氣是應運於脈中的經氣，生於水穀，源於脾胃，出於中焦，具有化生血液，營養周身的功能。

益氣養肺功

套路圖解

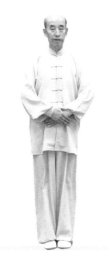 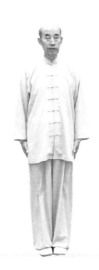

要點提示：

　　1.兩手疊於丹田，男、女均左手在裏；兩眼輕閉或平視前方。

　　2.當練功口訣默念完畢時，將兩手垂於體側。

小知識	何謂六十甲子？ 　　由於天干往復循環六次，地支往復循環五次，故而構成六十年的周期循環，稱為六十甲子。正如《素問·天元紀大論》曰：「天以六為節，地以五為制。周天氣者，六期為一備；終地紀者，五歲為一周。……五六相合，而七百二十氣為一紀，凡三十歲；千四百四十氣，凡六十歲，而為一周。不及太過，斯皆見矣。」

益氣養肺功

第一式　乾浴迎香

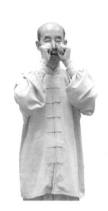

　　併步站立，兩臂屈肘前擺（先直後屈），兩手拇指微屈，其餘四指輕握，中衝穴輕點勞宮穴，用拇指背壓在迎香穴上。

套路圖解

名稱內涵　乾浴迎香

　　乾浴：不用水洗澡，即指按摩和自我按摩。
　　迎香：屬手陽明大腸經脈之止點穴。在鼻翼外緣中點平齊的鼻唇溝裏。
　　主治：不聞香臭、鼻紐、鼻淵、口眼歪斜、面癱、鼻息肉、面浮腫等。
　　乾浴迎香，泛指迎接和接受來自陽光、空氣、花草、樹木、水份、噴泉等諸多方面對身體有益的物質。如：被人們稱為「健康的衛士」和「空氣維生素」的陰離子，就是其中的一種。環境的不同，陰離子存在的數目也不等。據有關專家統計，城市室內每立方釐米空氣中，有陰離子40～60個，室外約 100～200 個，公園約有 400～600個，郊區田野約有 600～15000 個，海濱、瀑布、噴泉和山谷中約有 20000 個，這些陰離子，透過練功經鼻腔吸入肺泡，隨著血液而帶到全身各部組織細胞中去，能提高肌體免疫力，增加生命活力，對高血壓、氣管炎、神經衰弱等症均有良好效果。
　　此外，經常做「乾浴迎香」，可以使鼻腔內溫度升高，鼻黏膜分泌的黏液增多，減少冷空氣刺激，防治咳嗽，阻擋塵埃、病毒、細菌等。

第一個8拍：

1．隨著吸氣，提肛調襠：兩拇指背同時從迎香（屬手陽明大腸經穴，在鼻翼旁 0.5 寸，鼻唇溝中）沿鼻唇溝向上按摩，經鼻通（奇穴，位於鼻骨下凹陷中，鼻唇溝上端）達睛明（屬足太陽膀胱經穴，在目內眥之內上方凹陷處）；兩眼輕閉。

2．隨著呼氣，鬆腹鬆肛：兩拇指背沿原路向下摩運到迎香；兩眼輕閉。

3、5、7同1；4、6、8同2。

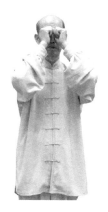 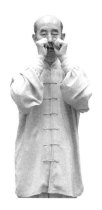

| 小知識 | 飲食者，熱無灼灼，寒無滄滄。講的是，飲食過冷過熱對機體健康不利，飲食應溫服而不過冷過燙。
——《黃帝內經》 |

益氣養肺功

第二個8拍：

1. 隨著吸氣，提肛調襠；左拇指背按壓迎香穴；同時，儘量向左轉體使左鼻孔閉塞，用右鼻孔吸氣；眼向左後方平視。

2. 隨著呼氣，鬆腹鬆肛；左拇指背放鬆；同時，身體向右轉正，用兩個鼻孔呼氣；眼向正前方平視。

套路圖解

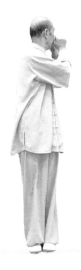
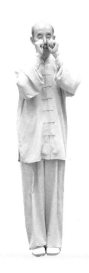

小知識　　　　子曰：「飯疏食，飲水，曲肱而枕之，樂亦在其中矣。」孔子說：「吃粗糧，喝白水，彎著胳膊當枕頭枕，樂趣也就在這裏了。」
　　　　　　　　　　　　　　　　　　　　——《論語》

益氣養肺功

　　3．隨著吸氣，提肛調襠；右拇指背按壓迎香穴；同時，儘量向右轉體使右鼻孔閉塞，用左鼻孔吸氣；眼向右後方平視。

　　4．隨著呼氣，鬆腹鬆肛；右拇指背放鬆；同時，身體向左轉正，用兩個鼻孔呼氣；眼向正前方平視。

　　5同1；6同2；7同3；8同4。

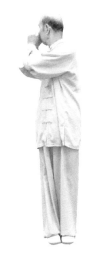 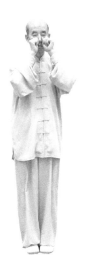

套路圖解

　　「飲食須照管，污壞則不美。行路常看顧，泥淖莫淺履。」

　　意思是：飲食必須小心，弄髒了衣服就不美了。走路必須常看顧週遭，不要一不留神，踏入爛泥。

　　——　萬斛泉《童蒙須知韻語》

益氣養肺功

套路圖解

練功次數：

共做兩個 8 拍。第二個 8 拍的第 8 拍，兩掌隨身體轉正向前、向下、向裏收於腹前，掌心朝上，掌指相對，兩掌之間的距離和兩掌與腹部的距離均約為 14 公分；眼平視前方。

要點提示：

1. 採用深長的腹式呼吸，並做到輕吸重呼；向上摩運吸氣時，上體微後仰；向下摩運呼氣時，上體微前傾。

2. 左右轉體幅度宜大，身體中正，不可前俯後仰，左傾右斜。

3. 意守商陽（屬手陽明大腸經穴，位於食指橈側距指甲角約 0.1 寸處）。

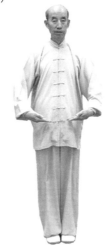

小知識	「立志不可不早，非謂暮年可寬可。」 意思是說：立志要從小開始，不能慢吞吞地拖到晚年。 —— （清）申涵光《荊園進語》

第二式 單臂擎天

1．隨著吸氣，提肛調襠；兩腿伸直，身體左轉45度，接著重心移到右腳，右腿半蹲，左腳向左後方45度撤一步，繼而左腿屈膝半蹲，重心隨之移到左腳，右腿伸直，右腳尖蹺起；同時，左掌上提至左胸前，掌心朝上，掌距胸約30公分，右掌基本不動；眼看左掌。

益氣養肺功

套路圖解

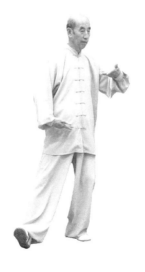

名稱內涵	
單臂擎天	此勢源於《八段錦》「調理脾胃須單舉」。《周易》云：「乾為天、坤為地」，練功者立身於天地之間，上舉下按，通天貫地，意在採天地之靈氣、日月之精華。又有如：「旭日懸頂，福地呈祥」，顯示出練功者的雄偉高大。因此，除了有助於疏通脾經、胃經，健脾和胃外，還由於脾屬土、肺屬金，土能生金，故而尚可提高肺功能，取得「母壯則子強」的效果。同時，也是防治扣胸駝背、頸項強直等疾病的良方。

益氣養肺功

套路圖解

　2. 隨著呼氣，鬆腹鬆肛；身體向右轉正，右腳稍向裏移，腳尖點地成右高虛步，兩腿均伸直；同時，左掌上托，掌心朝上，掌指朝右，左中指端與肩髃穴上下對齊；右掌下按於右胯旁，掌心朝下，掌指朝前，兩臂均成弧形；眼向右平視。

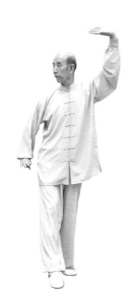

小知識	何謂宗氣？ 　1. 飲食水穀所化生的營衛之氣和吸入的大自然之氣相合而積於胸中，稱為宗氣。 　2. 氣海是氣積聚之處，是一身之氣的運動流行的出發點，周流於全身之氣，發自氣海而歸於氣海，故氣海中的氣稱為宗氣。

3．隨著吸氣，提肛調襠：重心下沈，右腳向右前方上半步（回到原位）成右弓步；同時，左掌向左前方下按，左臂自然伸直，掌心朝下；右掌向右前方伸出，右臂亦自然伸直，掌心朝下，兩臂均稍低於肩；眼轉視前方。

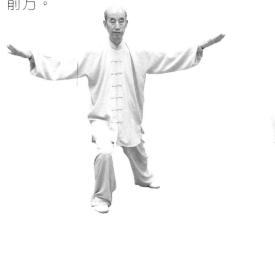
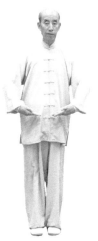

　　4．隨著呼氣，鬆腹鬆肛：左腳向右腳併攏，隨之兩腿由屈逐漸伸直；同時，兩掌捧於小腹前，掌心朝上，掌指相對，兩掌之間距離和掌與小腹之間的距離均約 10 公分；眼向前平視。

　　5、6、7、8同1、2、3、4；唯左右交換做動作。

| 小知識 | 　　子曰：「躬自厚而薄責於人，則遠怨矣。」孔子說：「對自己要反省責備，對別人要少省察責備，這樣就可以有效地避免怨恨了。」
　　　　　　　　　　　　——《論語・衛靈公第十五》 |

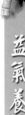

益氣養肺功

套路圖解

練功次數：

共做兩個8拍。第二個8拍的第8拍，兩手捧於腹前，掌心朝上，掌指相對。

要點提示：

1. 做第1拍時，既要直腿轉體在先、蹲腿撤步在後，又要連貫無滯，協調自然。

2. 做第2拍時，要舒胸直背，前腳尖繃平點地；同時，轉頭要充分，使大椎穴有酸脹感。

3. 做第3拍和第7拍時，要沈肩垂肘，掌指稍前伸外展。

4. 做第4拍時，要上下肢協調一致，成併步站立時，百會上頂。

5. 意守商陽穴。

小知識

「先患慮患謂之豫，豫則禍不生。」

意思是：在禍患到來之前就考慮到禍患可能發生，這叫「有準備」，有準備了，禍患就不會發生。

——《荀子·大略》

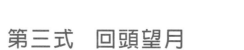

第三式　回頭望月

　　1. 隨著吸氣，提肛調襠：重心移至右腳，右腿半蹲，左腳跟提起；同時，兩臂內旋，掌指相對；眼看左前方。

　　不停，左腳向左開步，略寬於肩，隨之重心移至兩腳之間，兩腿伸直；同時，兩臂仍內旋，兩掌分別向左右反臂托掌至與肩平，兩臂伸直，緊接著，兩臂外旋使掌心朝上；眼看左掌。

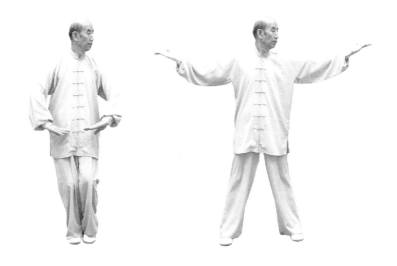

名稱內涵 回頭望月	月，即月亮，舊稱太陰，地球的衛星。此處的月亮是指望月。 　　「回頭望月」一勢，一方面由於對大椎穴、定喘穴有較強刺激作用，故可以提高呼吸系統機能，防治傷風感冒、急慢性氣管炎、肺氣腫等疾病；另一方面當人們習練此勢時，彷彿身臨其境，既有真實情感，又有詩情畫意，促使習練者儘快進入「月影床前靜，琴聲雨後清」、天人合一的境界。

套路圖解

27

益氣養肺功

套路圖解

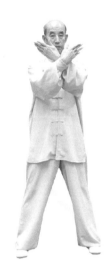

2．隨著呼氣，鬆腹鬆肛；兩腳不動；同時，兩掌向上、向面前劃弧交叉於胸前，左掌在裏，兩掌心朝裏（掌約離胸 30公分）；眼轉視兩掌。

3．隨著吸氣，提肛調襠；兩腳不動，頭儘量向左後轉；同時，左臂內旋使左拇指和食指成八字掌（其餘三指向掌心捲屈），用左掌尺側根部按於右腕的太淵穴上，稍用力向右前方頂勁，右掌不動；眼向左後方平視。

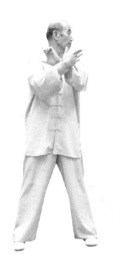

| 小知識 | 不貴其師，不愛其資，雖智大迷。是謂要妙。
其意是說，不尊重他的老師，不愛惜他的借鑒，雖自以為明智，其實是大糊塗。這是精深奧妙的道理。
——《道德經·二十七》 |

　　4. 隨著呼氣，鬆腹鬆肛；重心移到右腳，右腿半蹲，左腳向右腳併攏，隨之兩腿由屈逐漸伸直；同時，右掌翻掌使掌心朝下，左掌五指自然伸直，分別下按於體側成併步站立勢；眼平視前方。

　　5、6、7、8同1、2、3、4，唯左右交換做動作。

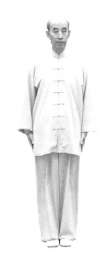

　　五行相生、相剋的關係？
　　相生的關係是：木生火、火生土、土生金、金生水、水生木。
　　相剋的關係是：木剋土、土剋水、水剋火、火剋金、金剋木。
　　　　　　　　　　　　　　　　——《內經講義》

益氣養肺功

套路圖解

練功次數：

共做兩個8拍。第二個8拍的第8拍，將兩手垂於體側成併步站立勢。

要點提示：

1. 做第1拍時，兩臂內旋、反臂托掌要拔頂垂肩，拇指和食指稍用力；兩臂外旋，亦要沈肩垂肘，大拇指和食指放鬆。

2. 做第2拍時，要微微含胸，兩肘下沈。

3. 做第3拍時，宜拔頂垂肩，轉頭幅度宜大，做到轉頭不轉體，左八字掌上翹，並用左掌根向右前方推頂。

4. 做第4拍時，百會上頂，中正安舒，周身放鬆。

5. 做第5拍時，兩手不要捧於腹前，下落後直接分別向兩側反臂托掌即可。

6. 意守大椎。

小知識

「多忿害物，多慾害己，多逸害性，多憂害志。」

意思是：容易憤怒就會傷害別人；私慾太多了就會害了自己；貪圖安逸就會有害自己的品德；憂慮太多，就會削弱自己的意志。

—— （宋）崔敦禮《芻言》卷下

益氣養肺功

第四式　輕舟平渡

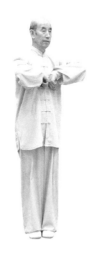

1. 隨著吸氣，提肛調襠：身體左轉 45 度，兩掌輕握拳，少商和商陽穴相接，經腹前上提至胸前，拳心朝下；眼平視左前方。

套路圖解

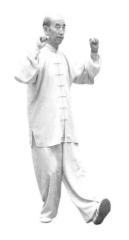

　動作不停，身體微向右轉，兩手上提至肩前，繼而，身體左轉，重心移至右腳，右腿半蹲，左腳向左前方45度上步成左虛步，腳跟著地；同時，兩肘下沉使兩拳心朝前；眼平視左前方。

名稱內涵 輕舟平渡	「輕舟平渡」，常用於祝福語。如：「輕舟遠航濟世民，平渡萬里祝國威」。此處是指練習者駕駛一葉小舟在悠靜的湖面上盡情地沐浴著大自然的清新氣韻，瀏覽著神州的壯麗景色，使人心曠神怡，順利地到達彼岸。引申為衷心祝願勤勞善良的人們四季平安，多福增壽。

益氣養肺功

套路圖解

　　2．隨著呼氣，鬆腹鬆肛；重心前移成左弓步；同時，兩手坐腕，少商和商陽穴相捏互壓繼而變掌順勢向前推按，臂自然伸直，掌心朝前下方，掌指朝上；眼兼視兩掌。

　　3．隨著吸氣，提肛調襠；兩手從小指開始依次捲屈，少商與商陽穴相接，隨重心後移兩手向下經腹前上提至胸前，繼而，身體稍向右轉再向左轉；同時，兩肘下沈使兩拳心朝前；眼平視左前方。

　　4、6同2；5同3。

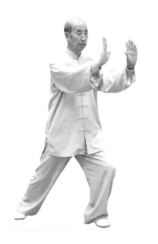

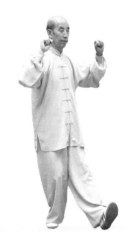

小知識

　　何謂真氣？
　　宗氣與原氣相結合就是真氣。《靈樞·刺節真邪篇》云：「真氣者，所受於天，與穀氣併而充其身者也。」宗氣與原氣互相聯繫、互相結合，運行於經脈之中，方能起到充養周身，維持生命的作用。因此運行於經脈之中的氣，實際上是吸入之氣、水穀之氣與原氣的結合體。所以《素問·離合真邪篇》云：「真氣者，經氣也。」

　　7.隨著吸氣，提肛調襠：兩手從小指開始依次捲屈，少商和商陽穴相接，隨重心後移兩手向下經腹前上提至胸前，繼而身體向右轉正；同時，兩手分別上提至肩前，拳心朝下；眼平視前方。

　　8.隨著呼氣，鬆腹鬆肛：左腳向右腳併攏，隨之兩腿由屈逐漸伸直；同時，少商和商陽穴相捏互壓後變掌，稍向上、向前劃弧垂於體側成併步站立勢；眼平視前方。

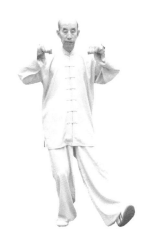 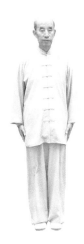

小知識	居貧勿謂常貧，居富莫謂常富，居貧富之中，常須守道，勿以貧富易志改性。其意是講，生活無論貧富，都應該遵守養生之道，不因貧富而改變自己的志向和性情。 　　　　　　　　　　　　　　——《千金要方》

練功次數：

共做兩個 8 拍。第二個 8 拍同第一個 8 拍，唯左右交換做動作。

要點提示：

1. 做第 1 拍，兩手輕握拳上提時，要拔頂垂肩；成虛步時，要鬆腰斂臀，上體正直，虛實分明。

2. 做第 2 拍兩掌向前推按時，宜稍向上走弧線；成弓步時，上體勿前傾，要鬆腰斂臀。

3. 做第 3 拍成搖櫓狀時，宜先收髖後轉體，並要保持身體中正。

4. 做第 4 拍左腳向右腳併步時，百會上頂，上下肢協調一致。

5. 意守商陽。

套路圖解

「凡水溫則湯，寒則成冰：冰湯異性，而水性猶同。」

意思是：水加熱就能煮沸，降溫就能結冰，冰和沸水性質不同，但它們的水性都是一樣的。

—— 《士緯新書》

小知識

第五式　拙童洗衣

1.隨著吸氣，提肛調襠：重心移至右腳，右腿半蹲，左腳前掌點地；同時，兩臂內旋，兩手握拳，少商與商陽穴相接，拳眼朝後；眼平視左前方。

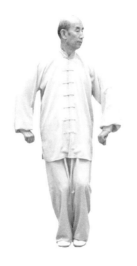

拙童：頑童也。亦指老年人雖年老，然似孩童。人的一生有三個童年時期，孩提時為第一個童年期，青春期為第二個童年期，就是人們常說的「乳臭末乾，稚氣尚存」的時期，老年人的童心是第三個童年期，有人稱之為「童年的返歸」，「老小孩」。人生最寶貴的黃金時期，不在無拘無束的童年，不在花前月下的青年，也不在事業的顛峰的壯年，而在繼續保持童心的老年。（《知樂者壽康》）此處的「拙童洗衣」即體現出老年人勤勞自動手的傳統美德，又示意著人老心不老，猶如孩童在池旁、水邊嬉戲、玩耍一般，沈浸在風和日麗、山水怡情之中。

名稱內涵　拙童洗衣

益氣養肺功

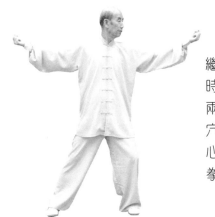

不停，左腳向左開步，繼而重心平移至左腳；同時，兩臂先內旋，後外旋，兩臂自然伸直，少商與商陽穴相接，其餘三指屈於掌心，中衝點勞宮穴；眼看左拳。

套路圖解

2．隨著呼氣，鬆腹鬆肛；右腳向左腳左後方插步，兩腿略屈，右腳跟提起；同時，兩掌少商和商陽穴相捏互壓後變掌，分別向上、向裏劃弧於肩前；眼看前方。

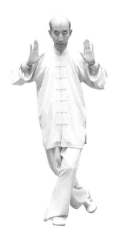

<table>
<tr><td>小知識</td><td>多言多敗，多事多累，虛中無我，惟善是從。守約者心自空，知正者心自足。
——《遵生八箋》</td></tr>
</table>

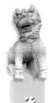

益氣養肺功

　　接著，兩腿下蹲成盤根步；同時，兩掌先向下（掌根輕貼衣襟），後向前下方按出，掌心朝下，掌指朝前，掌在腿之兩側，兩臂成弧形；眼兼視兩掌。

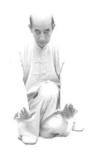

套路圖解

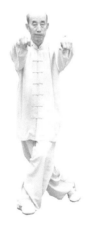

　　3．隨著吸氣，提肛調襠：兩腿徐緩伸直，兩掌稍向前下方按出，隨之輕握拳中衝點勞宮穴，少商與商陽穴相接，向上提拉至與肩平，兩臂沈肘自然伸直，拳心朝下，上體正直；眼平視前方。

小知識　　筆之壽以日計，墨之壽以月計，硯之壽以世計，豈非靜者壽而動者夭乎！　——《萬氏家傳養生四要》

益氣養肺功

套路圖解

4.隨著呼氣，鬆腹鬆肛；身體左轉 30 度；同時，兩臂屈於肩前，兩拳隨少商與商陽穴相捏互壓後變掌，先向下（掌根貼衣襟）後向前下方按出，掌心朝下，掌指朝前，掌在腿之兩側，兩臂成弧形；眼兼視兩掌。

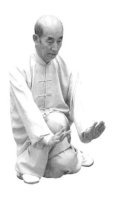

5同3，唯身體左轉 30 度。
6同4，唯身體左轉 60 度（從正面站立算起）。

7．隨著吸氣，提肛調襠；隨著身體向右轉正，兩掌輕握拳，少商與商陽穴相接，兩臂先內旋後外旋向兩側擺出，繼而右腳向右開一步，隨著重心右移，右腿彎屈，左腿伸直，兩拳隨身體緩緩稍起上提至約與肩平，臂自然伸直，拳心朝上；眼看右拳。

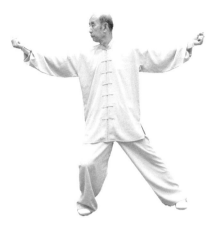

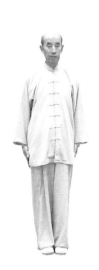

8.隨著呼氣，鬆腹鬆肛：左腳向右腳併攏，隨之兩腿由屈逐漸伸直；同時，少商與商陽穴相捏互壓後變掌，隨兩臂外旋從兩側向上、經面前按於體側成併步站立勢；眼平視前方。

小知識	「身安不如心安，心寬強如屋寬。」 　　意思是：心靈的安寧和寬解，比肌體的安適和屋宇的寬敞更重要。說明高尚的精神生活比優裕的物質生活更有意義。　　　　　　　　—— （清）石成金《傳家寶》

益氣養肺功

套路圖解

練功次數：
共做2～4個8拍。

要點提示：
1. 做第1拍時，重心要沈穩，上體要正直，兩臂旋轉幅度宜大。

2. 做第2拍成盤根步時，前腳尖外擺，後腳以腳掌外側著地，上體略前傾，但不能低頭。

3. 做第3拍時，少商和商陽穴相捏後，兩掌先向前伸再上提，動作要柔和連貫，以身帶動兩臂。

4. 做第7拍時，兩臂向左右先擺出再開步，起立時切勿突然，上下肢要協調一致。

5. 做第8拍時，周身放鬆，氣沈丹田。

6. 意守商陽。

小知識

「得十良馬，不如得一伯樂；得十利劍，不如得一歐冶。」

意思是：得十匹好馬，不如得到一名能識別好馬的人；得到十把利劍，不如得到一名善鑄利劍的人。比喻善於識別和培養人才比人才本身更重要。

—— （漢）桓譚《桓子新論》

註：伯樂：相傳古代之善相馬者。
歐冶：相傳古代之善鑄劍者。

第六式　旋轉天柱

　　1. 隨著吸氣，提肛調襠；身體徐徐左轉 90 度；同時，兩臂內旋，兩掌背貼於大腿外側；眼看左後方。

　　動作不停，兩掌分別向兩側、向上劃弧反臂托掌，臂自然伸直，當兩掌接近與肩平時，臂外旋使掌心朝上達於頭側，頭隨身轉；眼看左掌。

 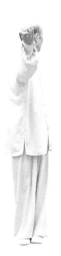

益氣養肺功

套路圖解

| 名稱內涵 旋轉天柱 | 　　天柱：①古代神話中的支天之柱。《淮南子·天文訓》：昔者共工與顓頊爭為帝，怒而觸不周之山，天柱折，地維絕。②指星官名，屬紫薇垣，共五星，在天龍座內。王勃《滕王閣序》：「天柱高而北辰遠」。
　　旋轉：指物體圍繞一點或一個軸作圓周運動。
　　益氣養肺功中的「旋轉天柱」是指支撐身體的脊柱和天柱穴，通過身體的左轉右轉暢通任督兩脈和通過頸項的左轉右旋，刺激大椎和定喘，從而取得疏導周身經絡，提高肺功能及防治各種呼吸疾病的效果。 |

益氣養肺功

2．隨著呼氣，鬆腹鬆肛；兩腿屈膝下蹲；同時，兩掌從小指依次捲指、屈腕、屈肘向腋下沿脊柱兩側向下插掌，掌背貼身，掌心朝後，兩臂由屈逐漸伸直；眼看左後方。

套路圖解

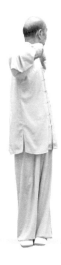
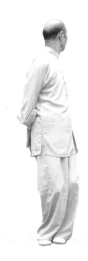

小知識　　清靜二字，清謂清其心源，靜謂靜其氣海。心源清，則外物不能擾，性定而神明；氣海靜，則邪欲不能作，精全而腹實。
　　　　　　　　　　　　　　　　　　　　　　——《遵生八箋》

3.隨著吸氣，提肛調襠；兩腿徐徐伸直；同時，兩掌先反臂托掌，兩臂自然伸直，當接近與肩平時，隨之外旋分別向兩側托起，掌心相對，肘微屈；眼看左掌。

　　動作不停，身體向右轉正，兩掌不動（僅隨身體轉動）；眼看左掌。

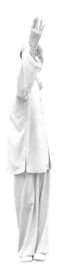
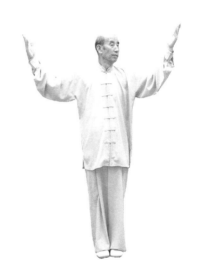

小知識	人若不以理制心，其失無涯。故一念之刻，即非仁；……一念之慢，即非禮；一念之詐，即非智。 　　　　　　　　　　　　　　　　　　　——《遵生八箋》

益氣養肺功

套路圖解

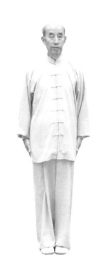

4．隨著呼氣，鬆腹鬆肛；兩臂內旋前伸，兩掌裏合使掌心朝下，掌指朝前下落於體側，還原成併步站立勢。

5、6、7、8同1、2、3、4，唯身體徐徐向右轉做動作。

練功次數：
共做兩個8拍。

要點提示：
1．做第1拍時，轉頭和轉體幅度宜大，上體不能前俯後仰，要求做到轉體旋臂在先，反臂托掌在後。

2．做第2拍時，兩掌向腋下插掌一定要依次捲屈手指，同時切腕、旋肘協調進行；並要求蹲腿和插掌，均以身帶臂，協調一致。

3．做第3拍時，伸膝和托掌要以身帶臂，協調一致。

4．做第4拍時，要隨著兩掌下落將氣沈於丹田。

5．意守命門。

小知識	五臟與五官的關係？ 腎氣通於耳；肝氣通於目；肺氣通於鼻；脾氣通於口；心氣通於舌。

第七式　手揮琵琶

1.隨著吸氣，提肛調襠；身體左轉 45 度；同時，兩臂內旋，兩掌分別向兩側反臂上托，兩臂伸直，當兩掌接近與肩平時，隨著身體向右轉正，兩臂外旋使掌心朝上；眼看前方。

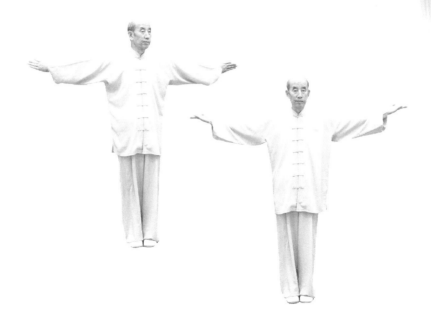

益氣養肺功

套路圖解

名稱內涵 手揮琵琶	琵琶：本作「批把」撥絃樂器。漢劉熙《釋名・釋樂器》：「批把本出於胡中，馬上所鼓也。推手前曰批，引手卻曰把，象其鼓時，因以為名也。自古以來文人學士喜歡彈琵琶作為修德養性，以體現閑情高雅之風範。 　　此處的「手揮琵琶」兩手交替折、貼、滾、推，宛如彈奏著益氣養肺之曲，以曲調流暢、節奏和諧的旋律抒發著清新雅致、心曠神怡之情。

益氣養肺功

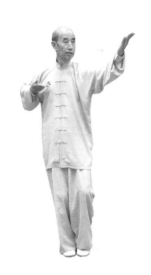

2. 隨著呼氣，鬆腹鬆肛：重心移至右腳，右腿彎屈，左腳跟提起，上體稍右轉：同時，右臂外旋屈肘使右掌置於右胸前（不貼身），左掌隨身體右轉移至左身前；眼看左掌。

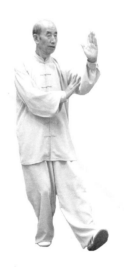

動作不停，身體稍左轉，左腳向左前方上步，腳跟著地成左虛步：同時，右掌背貼胸向前滾推，使掌指貼於左肘內側；左臂沈肘坐腕成側立掌，掌指朝上，中指端高與眼平；眼看左掌。

小知識	知止，自能除妄想；安貧，須要禁奢心。治生莫若節用，養生莫若寡欲。 ——《遵生八箋》

益氣養肺功

3．隨著吸氣，提肛調襠；身體向右轉正，繼而左腳向右腳併攏，兩腿半蹲；同時，兩掌隨兩臂內旋下按至腹前，兩肘尖下垂，掌指朝前；眼看兩掌。

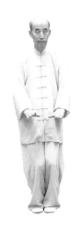

套路圖解

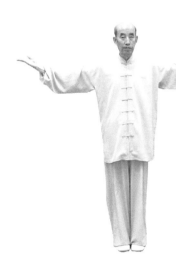

動作不停，隨著兩腿逐漸伸直，兩掌向兩側反臂托掌，當接近與肩相平時，兩臂外旋使掌心朝上，兩臂自然伸直；眼平視前方。

| 小知識 | 凡欲身之無病，必須先正其心，使心不亂，求心不狂思，不貪嗜欲，不著迷惑，則心君無病矣。心君無病，則五臟六腑雖有病不難療矣。 ——《遵生八箋》 |

47

益氣養肺功

套路圖解

　　4.隨著呼氣，鬆腹鬆肛；兩臂稍外旋，兩掌向上、向面前劃弧使掌心朝下，掌指相對，下按於體側成併步站立勢；眼平視前方。

　　5、6、7、8同1、2、3、4，唯身體右轉45度，右腳向右前方上步做動作。

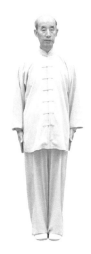

練功次數：
共做兩個8拍。

要點提示：
1.腹式呼吸，輕吸重呼。
2.兩臂旋轉幅度宜大。
3.成虛步時，要鬆腰斂臀，上體正直。
4.意守商陽。

小知識	「欲覺聞晨鐘，令人發深省。」 　　意思是：一聽到早晨的鐘聲，就要自我檢查每天各方面都做得怎麼樣。 　　　　　　　　　　　　——（唐）杜甫《游龍門奉先寺》

第八式　鴻雁飛空

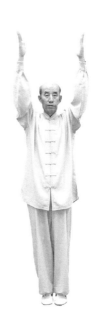

1.隨著吸氣，提肛調襠；百會上頂，腳跟提起；舒胸展體；同時，兩臂外旋，兩掌分別向兩側劃弧擺至頭頂上方，兩臂自然伸直，掌心相對；眼平視前方。

鴻雁飛空　名稱內涵

　　雁：也稱鴻雁，屬鳥綱，鴨科，大型游禽，大小、外形似家鵝或較小。嘴寬而厚。我國常見的除鴻雁外，還有豆雁、白額雁等。雁每年春分後飛往北方，秋分後飛往南方。是有名的候鳥，鴻雁飛行的特點是：飛成行，止成列，長幼有序，不相逾越，故鴻雁的這種特性自古就被人們引入文化生活。如：古時以雁為贄。何謂「贄」？《辭海》云：「①舊時初次求見人時所送的禮物。②也專指送給老師的禮物。」有時也用鴻雁比喻雙方「比翼齊飛」。

　　益氣養肺功中的「鴻雁飛空」，其兩掌在頭頂上抖動，象徵「鴻雁於飛，肅肅其羽」（《詩小雅·鴻雁》）。使人彷彿看到在那天高雲淡的晚秋季節，排成人字形的南飛大雁掠過長空的動人景象，將「時和世泰、人壽年豐」的喜訊帶給親人和至朋好友。

益氣養肺功

套路圖解

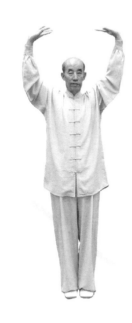

2．隨著呼氣，鬆腹鬆肛；兩臂仍自然伸直，兩掌以腕為軸放鬆抖動 5 次，然後兩臂內旋將掌心翻轉向上，掌指相對；眼平視前方。

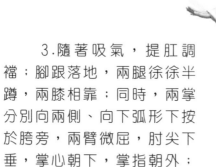

3.隨著吸氣，提肛調襠；腳跟落地，兩腿徐徐半蹲，兩膝相靠；同時，兩掌分別向兩側、向下弧形下按於胯旁，兩臂微屈，肘尖下垂，掌心朝下，掌指朝外；眼看前方。

小知識

「天之道，不爭而善勝，不言而善應，不召而自來，然而善謀。天網恢恢，疏而不失。」講的是自然的規律，不爭鬥而善於得勝，不說話而善於應答，不召喚而自動到來，坦然而善於謀劃，自然的範圍寬廣無邊，雖稀疏而沒有漏失。

——《道德經・七十三章》

益氣養肺功

套路圖解

　　4. 隨著呼氣，鬆腹鬆肛；
兩腿全蹲，兩膝相靠；同時，兩
掌經腿前挑掌交叉於胸前，左臂
在裏，肘尖下垂，兩掌背貼在肩
之外側，掌心朝外，掌指朝上；
眼看前方。

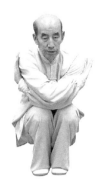

　　5、6、7、8同1、2、
3、4，唯下蹲交叉時，右臂在
裏。

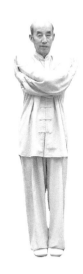

　　　　　　　第二個8拍同第一個8拍，唯
兩腿伸直（不下蹲）。

小知識

「人不可以無恥，無恥之恥，無恥矣。」
　　意思是：人是不能沒有羞恥心的，沒有羞
恥的那種羞恥，才真正是不知羞恥呀！

　　　　　　　　　　　　　──《孟子·盡心上》

益氣養肺功

練功次數：
共做兩個8拍。

要點提示：

1. 起身時，舒胸展體，百會上頂帶動整個身軀直起，抖手時，手腕要放鬆靈活。

2. 全蹲時，含胸收腹，兩掌指先變成朝下，再緊貼於肩部兩側變掌指朝上，壓迫胸腔，力爭將濁氣充分吐出；腳跟不得離地。

3. 意守商陽。

套路圖解

小知識

何謂五臟？其功能如何？

肝、心、脾、肺、腎合稱五臟。五臟為陰。

（1）心為「君主之官」主神明、主血脈，其華在面。

（2）肝為「將軍之官」出謀慮、主筋，其華在爪。

（3）脾與胃合稱「後天之本」統血、主運化、主四肢、主肌肉，其榮在唇。

（4）肺為「相傳之官」主治節、主氣、主皮毛；肺氣肅降，通調水道。

（5）腎為「作強之官」，出技巧、主水液；藏精、生髓、主骨，其華在髮。

肝、心、脾、肺、腎五臟之間，其功能是互相依賴，互相制約的。只有相互協調，方能確保它們的正常活動。

收 勢

接上勢，第二個 8 拍的第 8 拍，兩掌經體前徐徐下按落於腿側後，將兩掌疊於丹田，男性左手在裏、女性右手在裏。

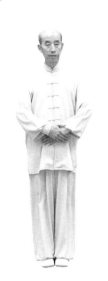

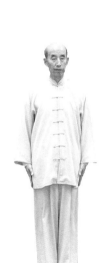

稍停片刻，再將兩掌垂於體側成併步站立勢。

小知識

天下莫柔弱於水，而攻堅強者莫之能勝，以其無以易之。弱之勝強，柔之勝剛，天下莫不知，莫能行。其意是講自然界沒有比水更柔弱的，但衝擊堅強的東西沒有能勝過水的，因為沒有什麼東西能代替它。弱能勝強，柔能勝剛，天下人都知道，但沒有人能實行。

——《道德經·七十八章》

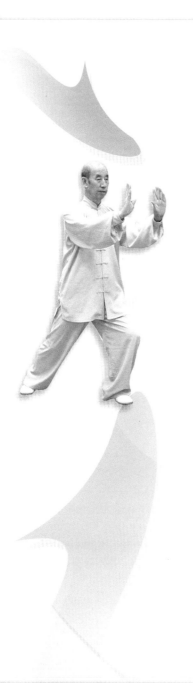

益氣養肺功

四　連續套路示範

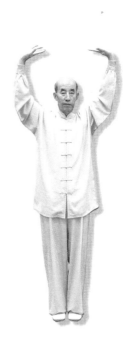

益氣養肺功功法

功前準備：
　　併步站立，周身放鬆，氣定神斂，思想集中，怡然自得，準備練功。

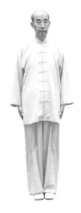 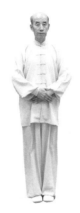 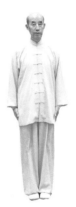

默念練功口訣：
　　夜闌人靜萬慮拋，意守丹田封七竅。
　　呼吸徐緩搭鵲橋，身輕如燕飄雲霄。

要點提示：
　　1.兩手疊於丹田，男、女均左手在裏；兩眼輕閉或平視前方。
　　2.當練功口訣默念完畢時，將兩手垂於體側。

第一式　乾浴迎香

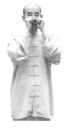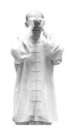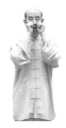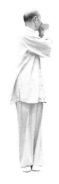

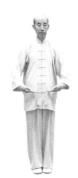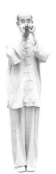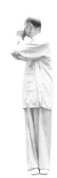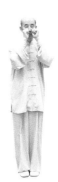

連續示範

練功次數：

　　共做兩個 8 拍。第二個 8 拍的第 8 拍，兩掌隨身體轉正向前、向下、向裏收於腹前，掌心朝上，掌指相對，兩掌之間的距離和兩掌與腹部的距離均約為 14 公分；眼平視前方。

要點提示：

　　1．採用深長的腹式呼吸，並做到輕吸重呼；向上摩運吸氣時，上體微後仰；向下摩運呼氣時，上體微前傾。

　　2．左右轉體幅度宜大，身體中正，不可前俯後仰，左傾右斜。

　　3．意守商陽（屬手陽明大腸經穴，位於食指橈側距指甲角約 0.1 寸處）。

益氣養肺功

連續示範

第二式　單臂擎天

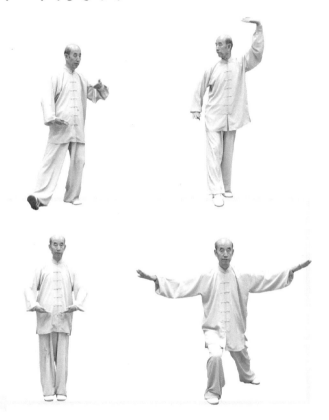

練功次數：
　　共做兩個8拍。第二個8拍的第8拍，兩手捧於腹前，掌心朝上，掌指相對。
要點提示：
　　1. 做第1拍時，既要直腿轉體在先、蹲腿撤步在後，又要連貫無滯，協調自然。
　　2. 做第2拍時，要舒胸直背，前腳尖繃平點地；同時，轉頭要充分，使大椎穴有酸脹感。
　　3. 做第3拍和第7拍時，要沈肩垂肘，掌指稍前伸外展。
　　4. 做第4拍時，要上下肢協調一致，成併步站立時，百會上頂。
　　5. 意守商陽穴。

益氣養肺功

第三式　回頭望月

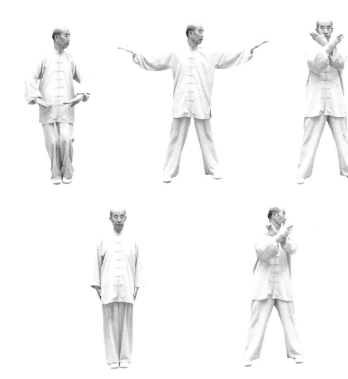

連續示範

練功次數：

　　共做兩個 8 拍。第二個 8 拍的第 8 拍，將兩手垂於體側成併步站立勢。

要點提示：

　　1．做第 1 拍時，兩臂內旋、反臂托掌要拔頂垂肩，拇指和食指稍用力；兩臂外旋，亦要沉肩垂肘，大拇指和食指放鬆。

　　2．做第 2 拍時，要微微含胸，兩肘下沉。

　　3．做第 3 拍時，宜拔頂垂肩，轉頭幅度宜大，做到轉頭不轉體，左八字掌上翹，並用左掌根向右前方推頂。

　　4．做第 4 拍時，百會上頂，中正安舒，周身放鬆。

　　5．做第 5 拍時，兩手不要捧於腹前，下落後直接分別向兩側反臂托掌即可。

　　6．意守大椎。

益氣養肺功

第四式　輕舟平渡

連續示範

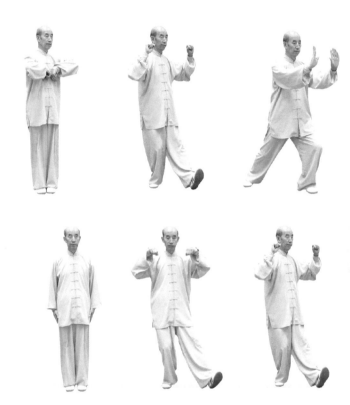

練功次數：
　　共做兩個8拍。第二個8拍同第一個8拍，唯左右交換做動作。
要點提示：
　　1．做第1拍，兩手輕握拳上提時，要拔頂垂肩；成虛步時，要鬆腰斂臀，上體正直，虛實分明。
　　2．做第2拍兩掌向前推按時，宜稍向上走弧線；成弓步時，上體勿前傾，要鬆腰斂臀。
　　3．做第3拍成搖櫓狀時，宜先收髖後轉體，並要保持身體中正。
　　4．做第4拍左腳向右腳併步時，百會上頂，上下肢協調一致。
　　5．意守商陽。

益氣養肺功

第五式　拙童洗衣

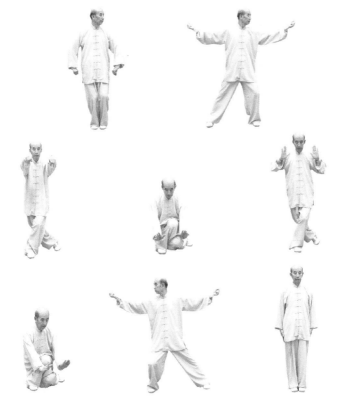

連續示範

練功次數：
　　共做2～4個8拍。
要點提示：
　　1. 做第1拍時，重心要沈穩，上體要正直，兩臂旋轉幅度宜大。
　　2. 做第2拍成盤根步時，前腳尖外擺，後腳以腳掌外側著地，上體略前傾，但不能低頭。
　　3. 做第3拍時，少商和商陽穴相捏後，兩掌先向前伸再向上提，動作要柔和連貫，以身帶動兩臂。
　　4. 做第7拍時，兩臂向左右先擺出再開步，起立時切勿突然，上下肢要協調一致。
　　5. 做第8拍時，周身放鬆，氣沈丹田。
　　6. 意守商陽。

益氣養肺功

連續示範

第六式　旋轉天柱

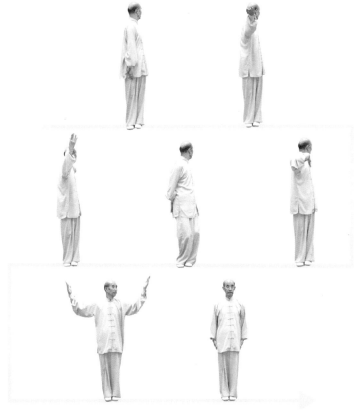

練功次數：

　　共做兩個 8 拍。

要點提示：

　　1．做第 1 拍時，轉頭和轉體幅度宜大，上體不能前俯後仰，要求做到轉體旋臂在先，反臂托掌在後。

　　2．做第 2 拍時，兩掌向腋下插掌一定要依次捲屈手指，同時切腕、旋肘協調進行；並要求蹲腿和插掌，均以身帶臂，協調一致。

　　3．做第 3 拍時，伸膝和托掌要以身帶臂，協調一致。

　　4．做第 4 拍時，要隨著兩掌下落將氣沈於丹田。

　　5．意守命門。

益氣養肺功

第七式　手揮琵琶

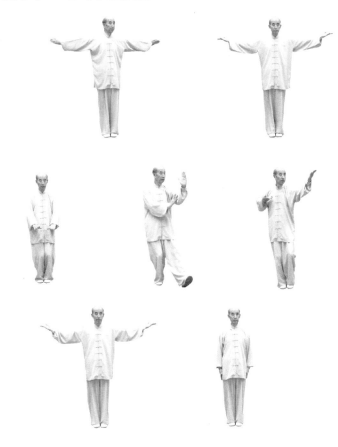

連續示範

練功次數：
　　共做兩個 8 拍。
要點提示：
　　1. 腹式呼吸，輕吸重呼。
　　2. 兩臂旋轉幅度宜大。
　　3. 成虛步時，要鬆腰斂臀，上體正直。
　　4. 意守商陽。

益氣養肺功

第八式　鴻雁飛空

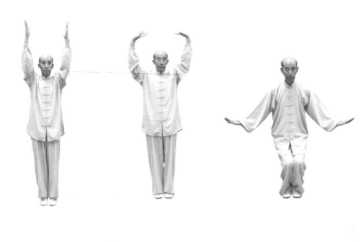

連續示範

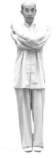 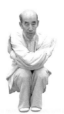

練功次數：

　　共做兩個8拍。

要點提示：

　　1．起身時，舒胸展體，百會上頂帶動整個身軀直起，抖手時，手腕要放鬆靈活。

　　2．全蹲時，含胸收腹，兩掌指先變成朝下，再緊貼於肩部兩側變掌指朝上，壓迫胸腔，力爭將濁氣充分吐出；腳跟不得離地。

　　3．意守商陽。

益氣養肺功

收　勢

連續示範

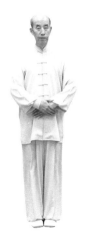
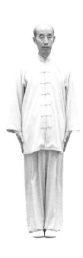

益氣養肺功

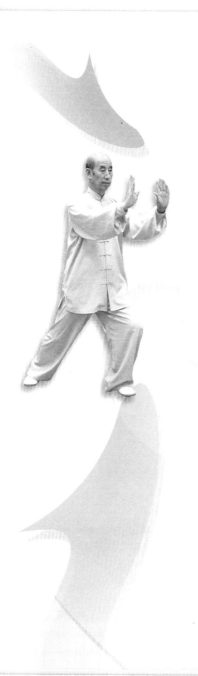

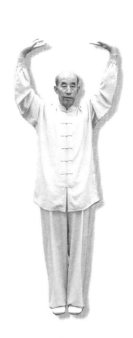

益氣養肺功

五　經絡圖

益氣養肺功

經絡圖

手太陰肺經

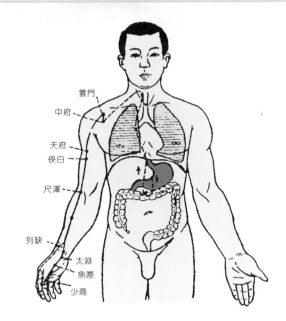

雲門
中府
天府
俠白
尺澤
列缺
太淵
魚際
少商

手陽明大腸經

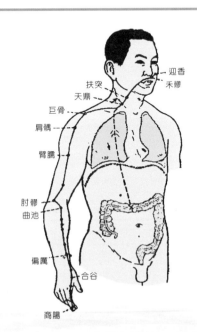

迎香
禾髎
扶突
天鼎
巨骨
肩髃
臂臑
肘髎
曲池
偏歷
合谷
商陽

益氣養肺功

經絡圖

足陽明胃經

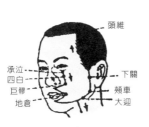

頭維

承泣
四白
巨髎
地倉

下關
頰車
大迎

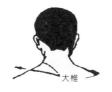

大椎

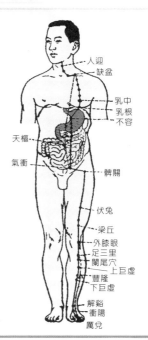

人迎
缺盆

乳中
乳根
不容

天樞

氣衝

髀關

伏兔

梁丘
外膝眼
足三里
闌尾穴
上巨虛
豐隆
下巨虛

解谿
衝陽
厲兌

足太陰脾經

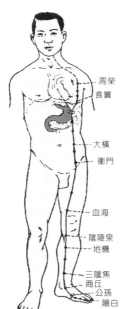

周榮
食竇

大橫
衝門

血海

陰陵泉
地機

三陰焦
商丘
公孫
隱白

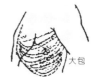

大包

益氣養肺功

經絡圖

手少陰心經

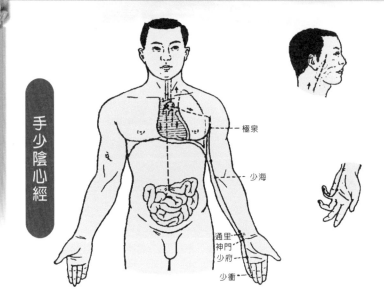

極泉

少海

通里
神門
少府

少衝

手太陽小腸經

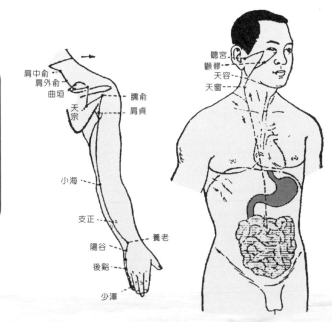

肩中俞
肩外俞
曲垣
天宗

臑俞
肩貞

聽宮
顴髎
天容
天窗

小海

支正

養老

陽谷

後谿

少澤

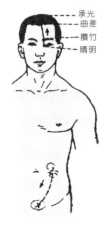

通天
天柱
大杼
附分
肺俞
心俞
肝俞
脾俞
腎俞
上髎
秩邊
會陽
承扶
委陽
委中
承山
飛揚
崑崙
申脈
至陰
僕參

承光
曲差
攢竹
睛明

足太陰膀胱經

經絡圖

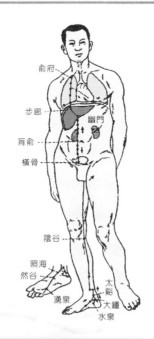

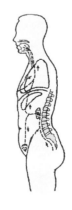

俞府
步廊
幽門
肓俞
橫骨

陰谷

照海
然谷
太谿
湧泉
大鍾
水泉

足少陰腎經

71

益氣養肺功

手厥陰心包經

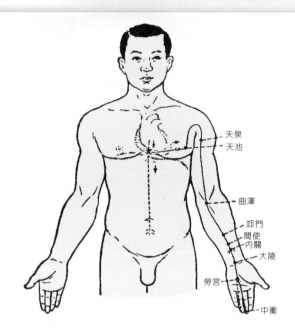

天泉
天池

曲澤

郄門
間使
內關
大陵

勞宮

中衝

經絡圖

手少陰三焦經

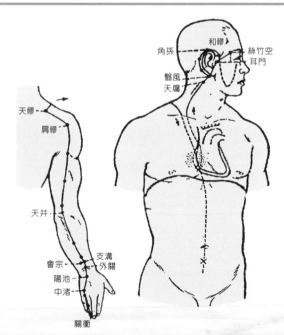

和髎
角孫
絲竹空
耳門
翳風
天牖

天髎
肩髎

天井

支溝
會宗
外關
陽池
中渚

關衝

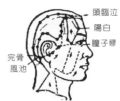

頭臨泣
陽白
瞳子髎
完骨
風池

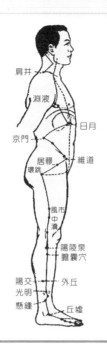

肩井
淵液
京門
日月
居髎
環跳
維道
風市
中瀆
陽陵泉
膽囊穴
陽交
光明
懸鍾
外丘
丘墟

足少陽膽經

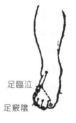

足臨泣
足竅陰

益氣養肺功

經絡圖

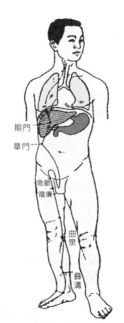

期門
章門
急脈
陰廉
曲泉
蠡溝

足厥陰肝經

73

導引養生功 系列叢書

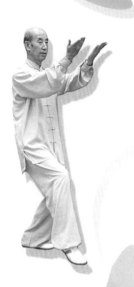

- ◎ 1. 疏筋壯骨功
- ◎ 2. 導引保健功
- ◎ 3. 頤身九段錦
- ◎ 4. 九九還童功
- ◎ 5. 舒心平血功
- ◎ 6. 益氣養肺功
- ◎ 7. 養生太極扇
- ◎ 8. 養生太極棒
- ◎ 9. 導引養生形體詩韻
- ◎ 10. 四十九式經絡動功

陸續出版敬請期待

張廣德養生著作

每冊定價 350 元

　　〔疏筋壯骨功〕是一套預防和治療頸、肩、腰、腿痛、筋力衰弱、不能屈伸、肌肉失養、逐漸消瘦、腰背酸楚、骨弱無力等運動系統疾病的經絡導引動功。其主要特點是：動作舒鬆、幅度宜大、鬆緊結合、緩慢用力、意隨形變、意綿形堅，著重轉體、尤重躬身、強調蹲起，更重膝旋等。經多年的臨床應用和社會實踐，療效顯著，深受中國內外和廣大患者的青睞。

　　該功法已作為中國《全民健身計劃實施綱要》推廣的功法之一。

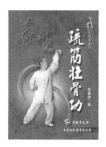

　　〔導引保健功〕是一套具有綜合防治意義的經絡導引動功。它是以中醫基礎理論的經絡學說、氣血理論、陰陽五行原理和某些常見病、多發病的病因、病理為依據創編而成的。其主要特點是：意形結合、重點在意、動息結合、著重於息，逢動必旋、逢作必繞，提肛鬆肛、貴與息合，緩慢柔和、圓活連貫等。

　　該功已推廣、普及到 60 多個國家和地區，強身健體和抵抗衰老的功效顯著，深受廣大群象和國際友人的歡迎。

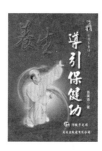

　　〔頤身九段錦〕是根據中醫學的經絡學說、氣血理論為指導，創編的養生大法。

　　其動作簡單扼要、通俗易懂、勢式連貫、協調流暢。在整個練習過程中，要求心息相依、雜念不生、肚腹鼓蕩、鬆實自然、找準穴位、通經活絡。

　　該「九段錦」既可以坐勢練習，又可取站勢操作。它一方面有助於益氣養肺，在一定程度上防治呼吸系統疾病；另一方面又有助於提高五臟六腑機能，增強機體免疫力、抵抗力。

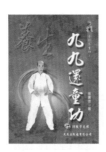

　　【九九還童功】是全身性運動，全套共有 39 個動作 。練習時在腕踝等十二經絡原穴部位「以指帶針」進行自我按摩，增強經絡氣血運行，加強經絡傳導感應，進行從頭到足的疏導；

　　強調「靜養」，引導練功者追求人與自然、人與社會和人體與身心的「三和諧」，以淨化大腦，達到調心、調息和調形的目的，是一套具有綜合防治效果和顯著抗衰老作用的經絡導引動功。

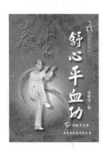

　　【舒心平血功】是以心血管系統疾病的病因、病理為依據，以中國醫學整體觀，辨症施治和臟腑經絡學說及現代醫學有關理論為指導創編而成的，是一套防治高血壓病、低血壓病、冠心病、心律過速、心律不整、動脈硬化等心血管系統疾病的經絡導引動功，具有有病治病無病強身的顯著效果。

　　其主要特點是：意形結合、重點在意、動息結合、著重於息、循經取動、強調臂旋、循經取穴、以指帶針、鬆緊結合、鬆觀、鬆貫使末、運動周身、緩寓其中等。

　　該功法已被選入中國全國普通高校、中醫藥院校及《全民健身計畫實施綱要》的教材中。

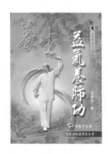

　　【益氣養肺功】是提高肺功能和防治傷風感冒、急慢性氣管炎、肺氣腫等呼吸系統疾病的經絡導引動功。多年來的臨床觀察和社會實踐證明具有良好的效果。其主要的特點是：意守商陽、綿綿若存、腹式長息、輕吸重呼，循經作勢、旋臂轉頸、循經取穴、以指代針，指趾並重、腰背兼修。

　　該功法結構嚴謹、連貫圓活，動作簡單、新穎大方，受到廣大群象，尤其是中老年朋友和慢性病患者的歡迎和喜愛。

古今養生保健法　強身健體增加身體免疫力

養生保健 系列叢書

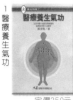

1 醫療養生氣功
定價250元

2 中國氣功圖譜
定價250元

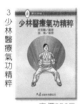

3 少林醫療氣功精粹
定價250元

4 龍形實用氣功
定價220元

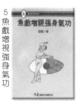

5 魚戲增視強身氣功
定價220元

7 道家玄牝氣功
定價200元

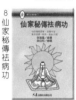

8 仙家秘傳祛病功
定價160元

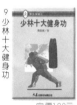

9 少林十大健身功
定價180元

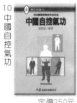

10 中國自控氣功
定價250元

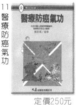

11 醫療防癌氣功
定價250元

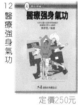

12 醫療強身氣功
定價250元

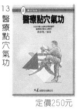

13 醫療點穴氣功
定價250元

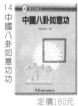

14 中國八卦如意功
定價180元

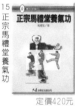

15 正宗馬禮堂養氣功
定價420元

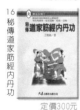

16 秘傳道家筋經內丹功
定價300元

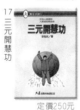

17 三元開慧功
定價250元

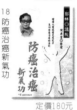

18 防癌治癌新氣功
定價180元

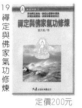

19 禪定與佛家氣功修煉
定價200元

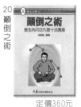

20 顛倒之術
定價360元

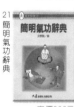

21 簡明氣功辭典
定價360元

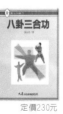

22 八卦三合功
定價230元

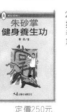

23 朱砂掌健身養生功
定價250元

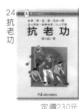

24 抗老功
定價230元

25 意氣按穴排濁自療法
定價250元

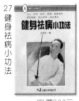

27 健身祛病小功法
定價200元

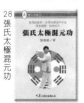

28 張氏太極混元功
定價250元

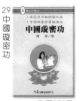

29 中國璇密功
定價250元

30 中國少林禪密功
定價200元

31 郭林新氣功
定價400元

32 八卦之源與健身養生
定價280元

33 現代原始氣功1
定價400元

傳統民俗療法 系列叢書

1 神奇刀療法
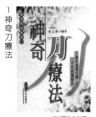
定價200元

2 神奇拍打療法
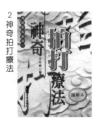
定價200元

3 神奇拔罐療法
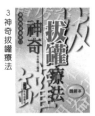
定價200元

4 神奇艾灸療法
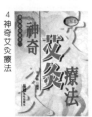
定價200元

5 神奇貼敷療法
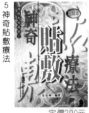
定價200元

6 神奇薰洗療法
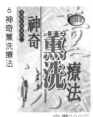
定價200元

7 神奇耳穴療法
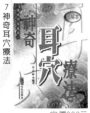
定價200元

8 神奇指針療法
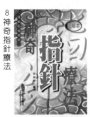
定價200元

9 神奇藥酒療法
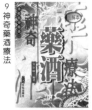
定價200元

10 神奇藥茶療法
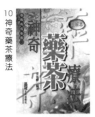
定價200元

11 神奇推拿療法
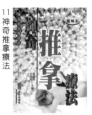
定價200元

12 神奇止痛療法
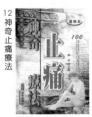
定價200元

13 神奇天然藥食物療法
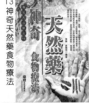
定價200元

品冠文化出版社

常見病藥膳調養叢書

1 脂肪肝四季飲食
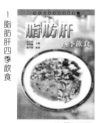
定價200元

2 高血壓四季飲食
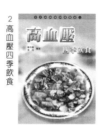
定價200元

3 慢性腎炎四季飲食
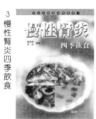
定價200元

4 高脂血症四季飲食
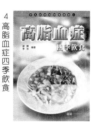
定價200元

5 慢性胃炎四季飲食
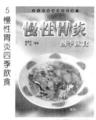
定價200元

6 糖尿病四季飲食
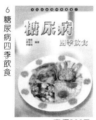
定價200元

7 癌症四季飲食
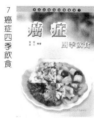
定價200元

8 痛風四季飲食
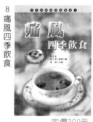
定價200元

9 肝炎四季飲食
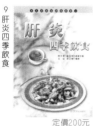
定價200元

10 肥胖症四季飲食
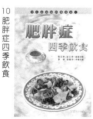
定價200元

11 膽囊炎、膽石症四季飲食
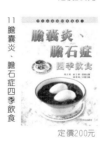
定價200元

品冠文化出版社

推理文學經典巨箸，中文版正式授權

名偵探明智小五郎與怪盜的挑戰與鬥智
名偵探柯南、金田一都讚嘆不已

日本推理小說鼻祖─江戶川亂步

1894年10月21日出生於日本三重縣名張〈現在的名張市〉。本名平井太郎。
就讀於早稻田大學時就曾經閱讀許多英、美的推理小說。
畢業之後曾經任職於貿易公司，也曾經擔任舊書商、新聞記者等各種工作。
1923年4月，在『新青年』中發表「二錢銅幣」。
筆名江戶川亂步是根據推理小說的始祖艾德嘉‧亞藍波而取的。
後來致力於創作許多推理小說。
1936年配合「少年俱樂部」的要求所寫的『怪盜二十面相』極受人歡迎，
陸續發表『少年偵探團』、『妖怪博士』共26集……等
適合少年、少女閱讀的作品。

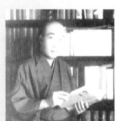 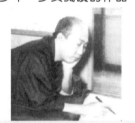 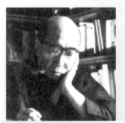

1 ～ 3 集　定價300元　試閱特價189元

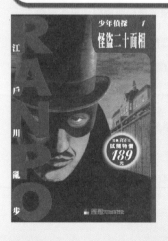 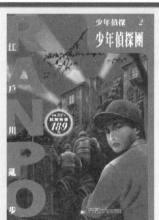 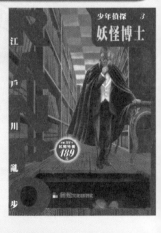